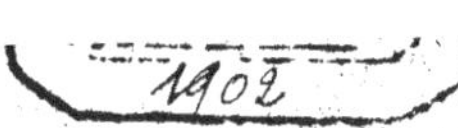

Dr Ant. MAGNIN

PROFESSEUR A LA FACULTÉ DES SCIENCES
& A L'ÉCOLE DE MÉDECINE DE BESANÇON

L'Hydrographie souterraine

LES SOURCES VAUCLUSIENNES

LES EAUX D'ALIMENTATION

DANS LEURS RAPPORTS AVEC LA FIÈVRE TYPHOIDE

Société d'Histoire naturelle du Doubs. — Février 1902

LYON

LIBRAIRIE HENRI GEORG

36-42, Passage de l'Hôtel-Dieu

Même Maison à Genève et à Bâle

1902

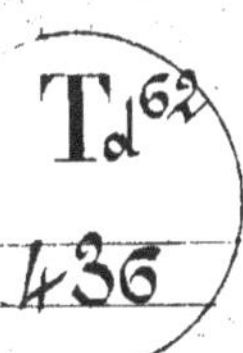

NOTES RÉTROSPECTIVES

SUR

L'HYDROGRAPHIE SOUTERRAINE

LES SOURCES VAUCLUSIENNES

LES EAUX D'ALIMENTATION

dans leurs rapports avec les épidémies de fièvre typhoïde

DU MÊME AUTEUR

Observation d'Artériectasie aortique (*Soc. des sc. médicales de Lyon*, déc. 1874 ; *Lyon-médical*, janv. 1875).

Observation de Diabète sucré avec Tumeur cérébrale (Soc. des sc. méd. de Lyon ; *Lyon-médical*, 14 mars 1875).

Diverses anomalies observées chez un Coq (*Bull. Soc. d'Etudes scient. de Lyon*, 1875).

Observation d'Etranglement interne, suite d'une hématocèle rétro-utérine (*Soc. des sc. médicales de Lyon*, août 1875).

La vérité sur le Silphion (*Lyon-médical*, 12 mars 1876).

Recherches géologiques, botaniques et statistiques sur l'Impaludisme et sur la nature du miasme paludéen (Thèse, Paris ; 120 p., 8 tabl. et 1 pl.).

L'Ecorce de Winter et les Canellacées (*Lyon-médical*, 15 oct. 1876).

Champignon développé sur un bandage au niveau d'une plaie pansée au permanganate (*Bull. Soc. botan. de France*, 1878).

Les Bactéries (Thèse d'agrégation, Paris, 1878 ; 179 p.).

Sur une invasion de Rats dans la Dombes (*Soc. d'agricul. de Lyon*, 1881).

Castration parasitaire et polymorphisme du *Lychnis dioica* (*Acad. des sc.*, 22 oct. et 26 nov. 1888).

Recherches sur l'Hermaphrodisme parasitaire du *Lychnis vespertina* (Lyon, 1889 ; 32 p., 2 pl., 8 fig.).

Castration parasitaire de l'*Anemone ranunculoïdes* (*Acad. des sc.*, 28 avril 1890).

Castration androgène du *Muscari comosum* (*Acad. des sc.*, 2 juin 1890 ; 31 oct. 1892).

Castration parasitaire chez les Euphorbes (*Bull. scient.* de M. Girard ; août 1891 ; 1 pl.).

Nouvelles observations sur la Sexualité (1891, 29 p., 1 pl.).

Conditions biologiques de la végétation lacustre (*Acad. des sc.*, 10 oct. 1892 ; 24 avril 1893).

Recherches sur la végétation des lacs du Jura (1893 ; 30 p.).

Les lacs du Jura, nos 1, 2 et 3 (1893-1897).

Florule adventive des Saules têtards (1895, 48 p. avec 5 pl.).

Le *Leptinus testaceus* de la grotte des Orcières et les insectes cavernicoles (*Mém. de la Soc. d'Hist. nat. du Doubs*, 1899).

Recherches spéléologiques dans la chaine du Jura (en coll avec M. Fournier) ; 1re campagne 1899 ; 2e campagne 1900 (*Mém. de la Soc. de Spéléologie*).

Etc., etc.

Dr Ant. MAGNIN

PROFESSEUR A LA FACULTÉ DES SCIENCES
& A L'ECOLE DE MÉDECINE DE BESANÇON

L'Hydrographie souterraine

LES SOURCES VAUCLUSIENNES

LES EAUX D'ALIMENTATION

DANS LEURS RAPPORTS AVEC LA FIÈVRE TYPHOIDE

Société d'Histoire naturelle du Doubs. — Février 1902

LYON

LIBRAIRIE HENRI GEORG

36-42, Passage de l'Hôtel-Dieu

Même Maison à Genève et à Bâle

1902

NOTES RÉTROSPECTIVES

SUR

L'HYDROGRAPHIE SOUTERRAINE

LES SOURCES VAUCLUSIENNES

LES EAUX D'ALIMENTATION

dans leurs rapports avec les épidémies de fièvre typhoïde

Ces notes résument des recherches, les unes inédites, les autres, — le plus grand nombre, — déjà publiées ou communiquées à des sociétés scientifiques et aux commissions d'hygiène du Doubs, mais brièvement analysées (quelquefois même complètement omises) dans leurs procès-verbaux; on réunit ici ces documents dans l'ordre historique, non pour une vaine satisfaction de priorité, mais pour montrer, par notre propre exemple, comment, dans ces questions complexes, nos idées sur la circulation de l'eau dans le sol et les couches plus profondes, sur la nature du poison typhique, enfin sur l'épidémiologie de la fièvre typhoïde se sont modifiées, se sont précisées à la suite des découvertes qui ont été faites successivement en géologie, en bactériologie et en médecine.

I

L'hydrographie souterraine et la fièvre typhoïde à Lyon en 1874. La théorie de Pettenkofer

Pendant les mois de mars et d'avril 1874, de nombreux cas de fièvre typhoïde s'étaient déclarés à Lyon, surtout au Lycée et à la caserne de la Part-Dieu, dans leur voisinage et dans les parties basses de la ville situées près du Rhône et de la Saône; un rapport sur cette épidémie fut demandé au Conseil d'hygiène du département et confié au Dr Rollet, professeur à l'Ecole de médecine de Lyon.

Mon excellent maître et ami voulut bien me charger de rechercher les conditions météorologiques, telluriques et hydrologiques qui avaient précédé et accompagné l'épidémie.

A cette époque, c'était la théorie de *Pettenkofer-Budd* qui avait la faveur des médecins d'esprit *scientifique*, de ceux qui ne se contentaient pas des causes banales invoquées par les cliniciens ; les observations de Pettenkofer à Munich (1854-1855), de Pfeiffer sur les épidémies de la caserne de Weimar (1866-1867), avaient en effet, établi une relation entre l'apparition de la fièvre typhoïde et les mouvements de la nappe souterraine ; les épidémies avaient paru survenir toujours à la suite d'un abaissement notable succédant à une forte élévation de cette nappe, d'où la célèbre formule de la *Grundwassertheorie* de l'Ecole de Munich : « La fièvre typhoïde monte comme le niveau de la nappe souterraine baisse. » On admettait que cet abaissement, mettant à nu les matières excrémentitielles qui imprègnent le sol, en démasquait et en activait l'action toxique (1).

C'est sous l'influence de cette théorie que j'entrepris des recherches sur les conditions météorologiques qui précédèrent l'éclosion de l'épidémie de 1874, sur les mouvements de la nappe souterraine qui lave le sous-sol d'une partie de la ville de Lyon.

Grâce aux travaux de Fournet (2), on savait que les parties basses de la ville de Lyon, notamment la presqu'île de Bellecour-Perrache, les rives du Rhône, les quartiers des Brotteaux et de la Guillotière, sont assises sur des alluvions modernes parcourues, à une faible profondeur, par une sorte de Rhône souterrain.

Or, les résultats de notre enquête s'accordèrent, d'une façon remarquable avec la théorie de Pettenkofer ; dans les semaines qui avaient précédé l'apparition des premiers cas de typhoïde, la nappe souterraine avait subi de très grandes oscillations, notamment un abaissement considérable ayant succédé à une forte élévation ; ces oscillations, coïncidant avec une augmentation anormale de la température qui avait pu provoquer la fermentation putride des détritus organiques, devaient être invoquées, sous l'influence des théories régnantes, comme une des causes principales de l'éclosion de l'épidémie.

Ces résultats de nos recherches sont consignés dans les pages 59, 60, 61, 62, 63 et dans les graphiques VI, VII, VIII et IX du Rapport du Dr Rollet (3).

(1) Pfeiffer. Der Typhus in der Kaserne zu Weimar (*Ienaisch. Zeitschr. f. medic.*), 1868 ; — voy. les Pathologies de l'époque, par ex. Jaccoud, *Path. int.*, 1871, t. II, p. 731, etc.

(2) Fournet. Ann. de la Soc. d'Agricult. de Lyon, t. VII, 1844 ; Acad. de Lyon, 1858, etc.

(3) Rollet. Rapport sur l'épidémie de fièvre typhoïde qui a régné aux mois d'avril et mai 1874 ; Lyon, 1874, 104 p., cartes et graphiques. Notre concours est

Ce rapport, très remarquable, a été l'objet d'une haute récompense de la Société d'hygiène de Paris (médaille d'or).

Les rapports plus récents et si lumineux du professeur J. Teissier sur les maladies régnantes de Lyon, les recherches de Clément, G. Roux, Rouyer (1), etc., ont, en somme, confirmé le rôle que nous avions attribué à la nappe souterraine, mais en l'adaptant à la théorie actuellement admise de l'infection par les eaux d'alimentation, la *Trinkwassertheorie* des Ecoles de Paris et de Berlin (2); ces recherches prouvent, en effet, l'action nocive des eaux potables contaminées, ainsi que la concordance de la recrudescence des épidémies de fièvre typhoïde avec les crues du Rhône et les oscillations de la nappe souterraine, qui provoquent la pollution des puits et même des eaux fournies par la Compagnie générale (3).

II

Rôle de l'eau d'alimentation : découverte de l'agent typhogène; 1880

Mais, en 1874, et pendant les cinq ou six années qui suivirent, on n'avait encore aucune donnée précise sur la nature du poison typhique et sur le rôle des eaux d'alimentation dans la production de la fièvre typhoïde; on s'en tenait ordinairement aux *émanations miasmatiques* et causes analogues (voy. Rollet, Rapport cité, p. 84).

Cependant des observateurs avaient déjà fait quelques constata-

mentionné dans une note au bas de la page 4. Je n'oublierai jamais les services que le professeur Rollet n'a cessé de me rendre pendant mes études médicales; aussi je saisis avec empressement cette occasion de donner à sa mémoire ce témoignage de ma vive gratitude.

(1) Voy. J. Teissier. Les maladies infectieuses à Lyon, 1887; — G. Roux. Précis d'analyse microbiologique des eaux, 1892; *Soc. de biologie de Paris* et *Soc. des sc. médic. de Lyon* 1890 à 1895 : Rapports annuels au Maire, 1891-1895; rapport sur l'épidémie de fièvre typhoïde qui a régné à Lyon en 1898 (*Soc. de médec. de Lyon*, déc. 1898), 1899; — Rouyer. Contrib. à l'étude de l'étiologie de la fièvre typh. à Lyon et de ses rapports avec les oscillations de la nappe souterraine (*Thèse de Lyon*, 1895); etc.

(2) Sur les deux théories typhogènes, voy. Duclaux. L'Ecole de Munich et l'Ecole de Berlin (*Ann. de l'Institut Pasteur*, 1890).

(3) Le prof. Teissier avait d'abord admis, en établissant différemment la concordance des deux courbes, oscillations de la nappe souterraine et développement de la fièvre typhoïde, que les poussées épidémiques répondaient à une *élévation brusque* de la nappe; et il en avait conclu que « la loi de Pettenkofer n'est qu'une vérité locale non applicable à la ville de Lyon »; mais avec Kelsch, G. Roux, Rouyer, notre interprétation est différente : c'est aux descentes de la nappe que répondent les exacerbations de chaque poussée épidémique, conformément à la théorie de Pettenkofer.

C'est par un mécanisme particulier que l'eau de la Compagnie peut être contaminée; voy. G. Roux, op. cit. 1899, p. 33 et suiv.

tions microbiologiques, mais peu précises ; dans un travail sur les *Bactéries* paru en 1878 (1), j'avais relevé tous les faits connus jusqu'alors, tendant à attribuer aux microorganismes un rôle dans la production des affections virulentes, des maladies épidémiques : et je n'avais trouvé, pour la fièvre typhoïde, que les indications assez vagues de Tigri, Signol, Mégnin, surtout les recherches de Coze et Feltz (1866, 1872), qui avaient constaté, dans le sang des typhiques, la présence d'une Bactérie, voisine du *Bacterium Catenula* (2).

Mais en 1880, Eberth découvrait le *Bacillus typhosus* dans la rate, les ganglions lymphatiques des typhiques ; en 1881, Koch en donnait des photographies ; en 1884, Gaffky en obtenait des cultures pures ; puis en 1885, Teyde et Salomonsen le découvraient dans le sol et enfin en 1885, 1886, Mœrs, Ivan Michael, à Dresde, — Brouardel, Chantemesse et Widal, à Ménilmontant et Pierrefonds, le constataient dans les eaux incriminées. La possibilité de l'origine hydrique de la fièvre typhoïde, le rôle de l'eau potable, déjà soupçonnés par Dupré, Murchison et Budd, puis démontrés par les faits de Croydon, Caterham, Auxerre, etc., étaient ainsi établis définitivement (3).

Parmi les nombreuses observations concluantes signalées, de divers cotés, à partir de ce moment, je citerai seulement celles que j'ai recueillies ou dont j'ai eu connaissance directement par des confrères, par ex., les épidémies d'Ardes (1883) et de Champeix (1886), en Auvergne, étudiées par notre ami et ancien collègue d'internat, le Dr G. Roux, celle si caractéristique de Thoiry (Ain), qui a été décrite par le Dr Ballivet, les cas de Thil, Beynost, Saint Maurice-de-Beynost, dans l'Ain, que j'ai pu observer sur place.

1° St-Maurice-de-Beynost est situé, comme les communes voisines de Beynost, de La Boisse, sur une terrasse d'alluvions post-glaciaires, au pied de la falaise pliocène formant le bord méridional du plateau de la Dombes. Outre une nappe souterraine qui règne à une vingtaine de mètres de profondeur et paraît en rapport avec la nappe de la plaine d'alluvions récentes en communication avec le Rhône, de nombreuses sources s'échappant du coteau au niveau des marnes à Paludines, les unes captées, les autres libres, donnent au sous-sol une humidité qui retentit sur la salubrité de la commune ; la fièvre typhoïde y a fait souvent des apparitions et son développement nous a paru en rapport avec les conditions hydrologiques du sous-sol et

(1) Dr Ant. Magnin. *Les Bactéries*, thèse pour l'agrégation, in-8°, 179 p., Paris, Savy, 1878.

(2) Voy. nos *Bactéries*, p. 67 et 145.

(3) Voy. pour cet historique, Brouardel et Thoinot. La fièvre typhoïde, 1895. A signaler encore le Dr Michel de Chaumont-en-Bassigny qui attira, un des premiers, en 1855, l'attention des médecins sur le rôle des eaux potables dans la production de l'épidémie de fièvre typhoïde survenue dans cette ville.

leurs modifications saisonnières ou météorologiques ; les villages voisins, dont le sous-sol est beaucoup moins irrigué, n'avaient jusqu'à ces dernières années, jamais eu que des cas sporadiques et d'importation. Voy. la coupe géologique de la page 13 (1).

2° Les conditions étiologiques des épidémies d'**Ardes** et de **Champeix** sont encore plus caractéristiques ; l'épidémie d'Ardes (1883) provoquée par l'usage de l'eau d'une fontaine polluée par les déjections de typhiques, montrait avec la plus grande évidence les rapports des phénomènes météorologiques avec la marche de l'agent infectieux, l'apparition de nouveaux cas succédant aux pluies qui lavaient le sol infecté, et l'épidémie disparaissant avec la suppression de l'usage de la fontaine suspecte Le village de la Chapelle-de-Marcouse (canton d'Ardes) est placé, comme la plupart des villages de la contrée, au point d'affleurement des argiles (wacke) qui séparent les basaltes superficiels des gneiss constituant le soubassement de la montagne ; or, les basaltes, très denses et très durs, sont par suite du phénomène de retrait, *très fissurés*, par conséquent très perméables ; les eaux de pluie pénètrent par infiltration jusqu'à la couche d'argile et viennent former des sources à leur émergence. Cette disposition explique comment ces sources et les citernes placées dans ces conditions peuvent être polluées par les eaux superficielles ayant lavé les déjections abandonnées sur le sol (2).

Dans l'épidémie de **Champeix** (1886), dont les cas se sont échelonnés le long d'un cours d'eau, G. Roux montrait qu'*aucun* cas n'avait été signalé en *amont* du foyer primitif (cas importé), mais que tous les hameaux situés en *aval* et s'alimentant d'eau potable au ruisseau, avaient été plus ou moins éprouvés par l'épidémie (3).

3° **Thoiry**, 1884 : Ce village est placé sur le flanc oriental de la chaîne du Reculet, à l'altitude moyenne de 500 m., sur les alluvions glaciaires qui couvrent toute la base de la chaîne ; deux sources vauclusiennes, situées à environ 50 mètres l'une de l'autre, provenant de la base des calcaires urgoniens, sortent dans la partie supérieure de la principale agglomération du village, fournissent de l'eau à une pompe et à un lavoir public et s'écoulent par un ruisseau abondant et un canal latéral sur le bord duquel plusieurs maisons se trouvent placées ; un certain nombre de puits particuliers sont creusés dans les allu-

(1) Ces « *Recherches inédites sur la fièvre typhoïde dans ses rapports avec les conditions géologiques et hydrologiques du sous-sol dans les communes de Miribel, de Saint-Maurice-de-Beynost et de Beynost,* » sont mentionnées, en ces termes, dans la publication : *Titres* et *travaux scientifiques*, Besançon, Ducret, 1888, p. 45.

(2) G Roux. Etudes étiologiques sur une épidémie de fièvre typhoïde à 1,000 mètres d'altitude. Lyon, 1884.

(3) G. Roux. Relation d'une épidémie de fièvre typhoïde le long d'un cours d'eau. Lyon, 1887.

vions glaciaires et s'alimentent à une nappe souterraine dont l'eau provient probablement des suintements des mêmes calcaires urgoniens. Le 6 juillet 1884, un typhique, ayant contracté sa maladie à Genève, arrivait à Thoiry et s'alitait dans une maison située au voisinage d'une pompe publique établie sur un des puits, dans le point le plus élevé du village; ses linges abondamment souillés de déjections étaient lavés dans le bassin de cette pompe et dans le lavoir public attenant à une des sources vauclusiennes et, 18 jours après l'arrivée de ce malade, une épidémie violente se déclarait autour de ces deux foyers d'infection. La pompe publique devint l'origine d'un certain nombre de cas survenus dans les maisons voisines ou plus éloignées mais s'y approvisionnant d'eau potable; sur le cours du canal servant d'écoulement au lavoir public, deux petits foyers se déclarèrent dans les maisons situées sur ses bords, certainement par l'usage de l'eau contaminée (épidémie *linéaire* mais avec foyers secondaires rayonnants); notons que les maisons dont les habitants ont fait usage de l'eau des sources situées en *amont* du lavoir ou de l'eau des puits particuliers ont été épargnées par l'épidémie (sauf ceux qui avaient bu de l'eau contaminée *en passant*); rien de plus net et de plus simple que l'étiologie de cette épidémie qui a été décrite dans un très intéressant mémoire du Dr Ballivet (1); or, l'épidémie avait commencé le 23 juillet 1884; quelques jours après, le 9 août, je traversais Thoiry, avec un parent, pour faire l'ascension du Reculet et je recueillais ainsi, sur place, quelques-uns des renseignements précédents que je complétais plus tard par ceux fournis par mon excellent confrère et compatriote, le Dr Ballivet.

J'enregistrai toutes ces observations en vue d'une deuxième édition française de ma monographie des *Bactéries*, édition que des obligations professionnelles trop nombreuses m'ont empêché de publier alors, et que les progrès rapides de la Bactériologie, — progrès que d'autres occupations m'ont empêché de suivre activement, — ont rendu depuis inutile (2).

Je parlerai plus loin des faits de Beynost, Thil, survenus postérieurement à cette époque.

(1) Dr J. Ballivet. Fièvre typhoïde à la campagne; infection par l'eau potable (*Revue médicale de la Suisse romande*, 6e année, no 2, 15 février 1886); tirage à part, Genève, 1886, 32 p. et une carte.

(2) Des éditions de notre travail ont paru à l'étranger, notamment en Russie (par M. Golouboff); aux Etats-Unis, par ex. : *Bacteria* (Dr Ant. Magnin) translated by G. M. Sternberg, Boston, 1880; — *Bacteria* by Dr A. Magnin and G. M. Sternberg, 494 p., 12 pl. photogr., 30 fig., New-York, 1884.

III

L'hydrologie souterraine du Jura
La fièvre typhoïde à Besançon : 1885-1891

I. Premières communications au Conseil d'hygiène; la théorie hydrique, 1886.

Par ce qui précède, — et même en laissant de côté les observations postérieures à 1885, — on voit qu'à son arrivée à Besançon, en 1884, et au moment de sa nomination au Conseil central d'Hygiène, en mai 1885, l'auteur de ces notes était assez bien préparé pour intervenir dans les discussions soulevées au sein du Conseil, à l'occasion des épidémies de fièvre typhoïde qui sévissaient à cette époque ; aussi, l'année suivante, lorsque le Conseil d'Hygiène eut à s'occuper des épidémies de 1885-1886, fit-il dans une de ses séances (21 mai 1886) un exposé des faits sur lesquels s'appuyaient les partisans de la théorie hydrique et c'est à la suite de cette communication que le Conseil le chargeait d'un rapport sur cette question. Si nos observations ne sont pas mentionnées dans le procès-verbal de la séance, leur conséquence, c'est-à-dire le mandat qui nous était confié y est expressément indiqué, p. 18 : « à propos de l'épidémie, M. Magnin est chargé de rédiger un rapport sur la question de l'origine et des causes probables de l'invasion de cette maladie (1) ». Le souvenir de cette communication est du reste conservé dans la thèse du Dr Prieur où l'on peut lire qu' « à la même époque (1886), presque seul de tous les con- » frères du Dr Gauderon, M. le Professeur Magnin, soutint, au Con- » seil d'Hygiène du département, en s'appuyant sur des considéra- » tions d'ordre géologique, les mêmes conclusions que lui (2) », c'est-à-dire que : « 1° les épidémies de fièvre typhoïque de Besançon-Ville » sont dues à l'eau d'Arcier ; 2° que cette eau provient, au moins en » partie, des précipitations pluviales qui se font à la surface du plateau » de Nancray. » Et dans un autre endroit du même ouvrage (p. 21, note 1) : « Lors de l'épidémie de 1886, déjà, au Conseil d'Hygiène, » s'appuyant surtout sur la nature vauclusienne de la source d'Arcier,

(1) *Rapport sur les travaux du Conseil d'Hygiène* pendant les années 1885, 1886 et 1887, par le Dr Gounand, Besançon, 1888, séance du 21 mai 1886, p. 15. Parmi les membres présents à cette séance et dont je puis invoquer le témoignage, je pourrais citer MM. Boutroux, Boisson, Larmet, Delavelle, Gounand, qui font encore partie du Conseil.

(2) *Les épidémies de fièvre typhoïde à Besançon*, par le Dr Prieur; Besançon, 1895, p. 55, en note. — Le Dr Gauderon a eu le mérite de signaler le premier, en 1886, l'origine véritable des épidémies de fièvre typhoïde de Besançon-Ville; voy. son travail *De la Fièvre typhoïde à Besançon*, 1894, et l'*Union franc-comtoise* du 2 juin 1886.

» la rapidité avec laquelle ses eaux se troublent après les pluies, ses » relations probables d'origine ou de communication avec les entonnoirs et les fissures qui s'ouvrent à la surface du sol, il (le Dr Magnin) conseilla de surveiller dorénavant l'état sanitaire des communes » comprises dans le périmètre hydrographique des bassins fermés » qui s'étendent sur le premier plateau. »

Quant au rapport, il n'a jamais été déposé, l'auteur désirant toujours, au dernier moment, le rendre plus complet, en y ajoutant les recherches nouvelles et les observations de plus en plus nombreuses qu'il poursuivait sur les bassins fermés du Jura ; mais ce travail comprenait primitivement, ainsi que je le vois par des fragments retrouvés à l'état d'ébauche et qui me servent à écrire ces pages, l'exposé que je viens de donner des faits de Lyon, de Saint-Maurice-de-Beynost, d'Ardes, de Thoiry, l'historique de la découverte du Bacille typhique, de la théorie de l'origine hydrique et ses applications à l'étiologie des épidémies de Besançon.

II. Observations et communications diverses, 1889-1894 : Les Chaprais, Beynost, etc.

J'eus l'occasion de revenir sur ces différentes questions devant la Commission municipale et devant le Conseil départemental d'Hygiène, lors des épidémies qui se déclarèrent aux Chaprais en 1889 et dans Besançon-Ville en 1893.

Président de la Commission municipale d'hygiène, en qualité d'adjoint au maire, j'avais à diriger les discussions dans les réunions que la Commission eut à tenir en juin et juillet 1889 et à prendre les mesures sanitaires nécessaires pour combattre l'épidémie.

Certes, mon opinion sur la possibilité de l'origine de l'épidémie par les eaux d'alimentation était bien assise ; mais j'avais à lutter contre l'opinion contraire de mes collègues de l'administration municipale et de la plupart des médecins (1). Aussi, sans attendre qu'ils fussent revenus à d'autres idées, je leur disais : « admettons que l'opinion que je soutiens soit fausse ou peu fondée, mais, par prudence, agissons comme si elle était exacte... » et je faisais supprimer l'eau de Fontaine-Argent, dès les premiers jours de l'épidémie, c'est-à-dire le 3 juin.

C'est donc sans raison et par un esprit de dénigrement inspiré probablement par des considérations politiques, que le Dr Perron critique les actes de l'administration municipale de l'époque, dans diffé-

(1) Voy. plus haut, p. 11 et Dr Prieur, op. cit. 1895, p. 55 (note). A la suite du Dr Gauderon, les médecins des Chaprais, les Drs Mercier, Perron, etc., avaient aussi cité des faits à l'appui de l'origine hydrique, pour l'épidémie de Besançon-Chaprais ; je pouvais moi-même apporter un cas des plus concluants observé dans mon propre domicile. (Cf. Perron *loc. cit.*, etc.)

rents passages de son mémoire *La fièvre typhoïde aux Chaprais* (1) ; cependant cet honorable confrère a bien voulu reconnaître que cette administration avait fait supprimer à temps, — sans attendre les résultats de l'analyse bactériologique, — la distribution de l'eau de Fontaine-Argent à la population des Chaprais (Mém. cité, p. 43).

Le Conseil central d'hygiène s'en occupait aussi (séance du 28 juin 1889) dans une discussion à laquelle je pris part, et constatait que la commission municipale avait fait le nécessaire (2).

Dans cette même période, j'ai pu étudier un autre cas très net de fièvre typhoïde déterminé par l'usage d'une eau contaminée.

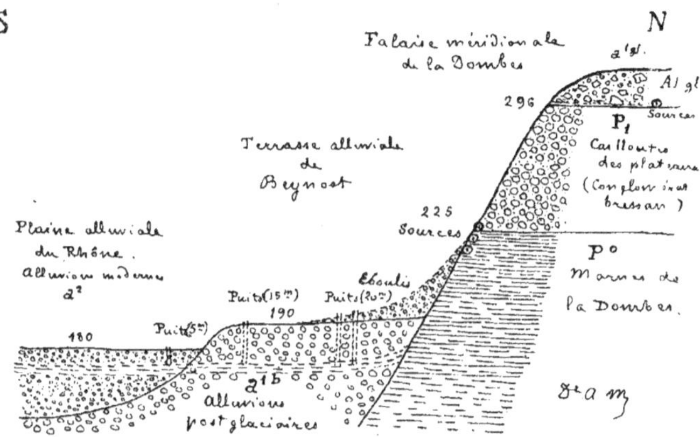

Le village de Beynost (Ain) est placé, comme celui de Saint-Maurice (voy. pl. haut, p. 8) sur la terrasse d'alluvions postglaciaires qui s'étend au pied de la falaise méridionale de la Dombes ; des sources assez nombreuses, mais beaucoup moins abondantes, sortent aussi des flancs de cette falaise, dans les mêmes conditions; mais la distribution de celles qui ont été captées ne donne de l'eau d'alimentation qu'à certains quartiers du village; c'est pourquoi, plusieurs groupes

(1) *Bull. de la Soc. de médecine de Besançon*, 3e sér., no 2. 1889, p. 27-43.

(2) « Les eaux de Fontaine-Argent étant incriminées, la commission d'hygiène municipale s'est réunie deux fois, a visité le réservoir d'eau et les nouvelles sources captées. Une analyse des eaux du réservoir de Fontaine-Argent et d'un puits servant à l'alimentation publique a été faite. Cette analyse n'a rien démontré, ni rien prouvé. Mais comme la grande généralité des cas de cette fièvre appelée typhoïde se rencontraient dans la région desservie par les eaux en question, la municipalité a supprimé les eaux tout au début, dès le 3 juin. La commission d'hygiène municipale a interdit leur usage pour l'avenir, et une nouvelle canalisation amènera d'ici peu, dans toute cette région, l'eau des sources nouvellement captées. » *Rapport sur les travaux du Conseil d'Hygiène pendant les années* 1887, 1888, 1889 par le Dr Gounand, 1890, p. 31). — Voy. encore Dr Prieur, thèse, 1895, p. 50.

d'habitation utilisent encore les puits qui s'alimentent à la nappe souterraine régnant à la profondeur de 15 à 20 mètres, suivant les lieux.

Or, ainsi que nous l'avons dit plus haut, tandis que la fièvre typhoïde s'observait fréquemment dans la commune de Saint-Maurice, le village de Beynost avait été, jusqu'à ces derniers temps, presque entièrement indemne lorsqu'en juin 1894, plusieurs cas se déclarèrent dans un quartier de ce village; l'un des malades, qui avait refusé de se laisser traiter par les bains froids, succomba; une autre, non baignée, succomba également; le troisième, soigné par la méthode Brand-Glénard, guérit. L'enquête que nous avons faite, avec notre ami le Dr Belous, prouva, avec la dernière évidence, l'origine hydrique de l'épidémie; toutes les habitations où la maladie s'était déclarée, *massivement*, sont groupées loin des fontaines d'eau de source, au voisinage d'un puits dont l'eau est utilisée pour les usages domestiques; or, peu de temps avant l'apparition de la maladie, on avait lavé, vers ce puits, le linge d'un typhique de Lyon qui était venu achever sa convalescence dans le pays; des pluies étaient survenues qui avaient entraîné dans le puits des résidus du lavage. Bien que l'analyse bactériologique de l'eau n'ait pas été faite, l'enchaînement des faits est tel qu'on ne peut mettre en doute l'origine de cette petite épidémie, si localisée, due à l'usage des eaux du puits contaminé. Du reste, un autre cas encore plus démonstratif survenait, peu de temps après dans le même quartier : dans une maison, voisine du puits en question, et où habite ma famille, on se sert d'une eau de source excellente mais qui devient un peu chaude en été, tandis que l'eau du puits ne dépasse jamais 12°6 dans les plus grandes chaleurs; malgré notre défense formelle, une femme de service qui avait voulu *boire plus frais*, usait de l'eau du puits, prenait une affection typhoïde, qui compliquait une autre affection à laquelle elle succombait plus tard.

Nous verrons plus loin les conclusions à tirer de l'examen de ces divers exemples et du rôle différent des eaux souterraines dans la production des épidémies.

III. L'hydrographie souterraine et les lacs du Jura; communication des sources vauclusiennes avec les lacs et les entonnoirs des plateaux : 1890-1894.

A la même époque, à l'occasion de recherches sur les *Lacs du Jura*, dont un assez grand nombre sont placés dans des *bassins fermés* et s'écoulent par des émissaires souterrains, origines de sources vauclusiennes plus ou moins éloignées, j'abordai l'étude méthodique de l'hydrographie souterraine du Jura ; j'avais déjà admis, en 1886, dans les circonstances rappelées plus haut, la très grande probabilité d'une communication de la source d'Arcier avec les entonnoirs du premier plateau, d'après la structure géologique de la région et les expériences déjà faites (1); mais c'est surtout à partir de 1890, date de mes premières explorations lacustres (bassins fermés du Fioget, de Narlay, du Vernois, de l'Abbaye, des Bez, des Perrets, de Bellefontaine, des Mortes, du Boulu), que l'étude générale des bassins fermés, lacustres ou non, du massif jurassien, m'apporta des données précises sur l'importance de cette particularité de l'orographie du Jura. Je continuai ces explorations les années suivantes (1891 : Genin, Antre, Crenans, La Fauge, Etival; — 1892 : Etallières, Onoz, Viremont, Malpas, Armaille, Ambléon, Crotel, etc.) et j'en résumai les premiers résultats obtenus, en 1893, dans les *Annales de Géographie* (2) et dans une conférence faite à la *Société d'Emulation du Doubs*, le 14 décembre (3). Limitées d'abord aux bassins fermés occupés par des lacs ou des tourbières (4), j'avais l'intention d'étendre ces recherches aux bassins fermés plus ou moins desséchés de nos plateaux dubisiens et du premier plateau du département du Jura; mais, à l'arrivée de M. Fournier, en 1896, j'abandonnai cette étude à l'activité de mon collègue et de ses élèves (5).

On ne citera de la conférence de décembre 1893 que le passage où il est question des sources vauclusiennes et de leurs communications avec les emposieux : « ces relations entre les *sources vauclusiennes*, si » fréquentes dans nos montagnes calcaires, fissurées et caverneuses, » et les entonnoirs ou emposieux, dépressions caractéristiques de nos » plateaux jurassiques constituent un phénomène très digne d'atten- » tion, surtout lorsque ces entonnoirs ne sont pas les émissaires de » nappes abondantes et limpides et lorsque ces sources vauclusiennes » servent à l'alimentation publique ».

Malgré l'optimisme de circonstance (6) avec lequel je parlai alors des eaux d'Arcier, j'ajoutai de suite, expressément, comme correctif, que ces eaux vauclusiennes ne donnent de l'eau potable, excellente, que dans certaines conditions : « à la condition, disai-je, que *leurs ori-* » *gines, souvent multiples, par suite d'anatosmoses souterraines, soient*

(1) Voy. plus loin l'historique de ces expériences.

(2) *Annales de Géographie* 15 oct. 1893, p. 36-41; 15 janv. 1894, p. 214-226; particulièrement p. 39.

(3) *Mém. de la Soc. d'Emul. du Doubs*, 6e sér., t. VIII, 1893, p. 267 à 357; particulièrement la page 298; tirage à part, *Lacs du Jura*, n° 1, p. 26.

(4) Je dois achever l'étude des tourbières avec la collaboration de M. Fr. Hétier.

(5) Nous publierons cependant, probablement en collaboration, les documents recueillis lors de mes premières explorations, complétés par les recherches personnelles que M. Fournier a faites depuis lors.

(6) On craignait encore, à ce moment, d'*effrayer* la population, en lui signalant les dangers de l'emploi des eaux d'Arcier, comme boisson.

» *bien déterminées, et que les différents entonnoirs qui y aboutissent,* » *soient garantis de toutes causes de souillures* (1) ».

D'autre part, je faisais, au point de vue de l'origine de ces sources, une distinction très importante, entre celles « qui sont les émissaires de nappes abondantes et limpides », c'est-à-dire de *lacs*, dont les eaux deviennent, comme on le sait, remarquablement pures, et les sources qui proviennent d'emposieux, de fissures, de bassins fermés non lacustres.

Quelques jours auparavant (9 novembre 1893), une commission du Conseil d'hygiène, composée de MM. Widmer, ingénieur en chef, Féron, médecin en chef de l'hôpital militaire, des Drs Baudin, Gounand et Magnin, à laquelle M. Jeannot avait été prié de se joindre, s'était rendue à Nancray pour y faire une enquête sur les causes de l'épidémie de fièvre typhoïde qui sévissait dans ce village, y visiter le ruisseau, les entonnoirs, etc. (2). Le lendemain, 10 novembre, la commission se réunissait à la mairie et décidait, après une discussion dans laquelle je renouvelai mes précédentes observations, d'envoyer à M. le Préfet un rapport que l'on trouvera dans les *Rapports des travaux du conseil central d'hygiène* (3).

IV. La circulation souterraine dans le Jura ; les expériences de Joux et de Nancray : 1894-1895.

L'année suivante, l'auteur de ces notes exposait devant la *Société d'Emulation du Doubs*, dans des communications très détaillées, ses idées sur l'hydrographie souterraine du Jura (séances des 14 avril et 19 mai 1894). Comme les procès-verbaux de la Société n'ont conservé qu'une trace très brève, incomplète et même inexacte de ces communications (4), on les résume ici d'après les notes qui ont servi à ce moment; ce n'est qu'un *canevas* sommaire des principales considérations développées dans ces séances.

Relations entre les entonnoirs des bassins fermés et les sources vauclusiennes (14 mai 1894).

« I. *Entonnoirs et sources vauclusiennes dans le Jura :* relations existant

(1) Mémoire cité, 1893, p. 288 ; tir. à part, p. 26.

(2) *Rapport sur les travaux du Conseil d'Hygiène pendant les années* 1890, 1891, 1892 et 1893, par le Dr Gounand ; 1894, p. 109.

(3) Id., p. 110 à 116.

(4) *Mém. de la Société d'Emul. du Doubs*, 6e sér., t. IX, 1894, 14 avril, p. XVIII; 19 mai, p. XX. — Voici le passage des procès-verbaux concernant la première de ces communications : « M. Magnin..... communique à la Société les observations les plus instructives sur les *sources vauclusiennes*, sur les conditions dans lesquelles se fait la circulation souterraine des eaux, notamment entre le lac de Joux et la source de l'Orbe. Une note détaillée sera insérée dans le volume annuel. » (*Id.*, 1894, p. XVIII).

entre les entonnoirs des bassins fermés d'une région et les sources vauclusiennes apparaissant dans leur voisinage ou ± loin; question importante, au point de vue scientifique et par ses conséquences pratiques.

Fréquence des *entonnoirs* ou *emposieux* dans nos plateaux jurassiques; leur rôle dans l'irrigation superficielle de ces plateaux (absorption des eaux pluviales, des ruisseaux, etc.), l'aridité de la surface, etc. ; exemples.

Fréquence des sources dites *vauclusiennes* (par analogie : Fournet), *doyes* ou *doues*, *dhuys*, etc. (d'après dénominations locales : Desor 1866), ou *jurassiennes* (Jaccard 1893), caractérisées par leur volume initial, leur sortie (fréquente) d'une excavation rocheuse, les variations de leur débit (sauf origine lacustre), etc. Ces sources sont les *exutoires* : de canaux communiquant directement avec des entonnoirs ; de rivières souterraines ; de bassins souterrains à cavités distinctes mais anastomosées (bassins hydrologiques souterrains ne correspondent pas aux bassins hydrographiques superficiels : cf. Jaccard [1]).

Importance de la détermination exacte de l'origine de ces sources, soit au point de vue scientifique, soit au point de vue pratique : Qualités exigées des *eaux potables* (composition chimique, température, limpidité, situation à l'abri des causes de contamination, etc.), conditions paraissant d'autant mieux réalisées que ces sources *sortent plus profondément*, etc ; cette dernière condition est *illusoire*, dans nos régions à calcaires fissurés, parcourus par des canaux mettant les sources en communication directe avec le sol, etc.

Importance à s'assurer de l'origine exacte de ces sources, de leurs relations avec des entonnoirs; difficulté de cette étude, même avec matière colorante, comme la fluorescéine; ces relations ne sont pas toujours simples, directes, mais peuvent être *très complexes* : les sources peuvent communiquer avec des entonnoirs multiples, de bassins *superficiels différents*; le même bassin superficiel peut donner naissance à des sources plus ou moins éloignées, etc. Recherches compliquées; les faire pour chaque entonnoir d'un même bassin, observer les diverses sources de la région, etc.

II. *Expériences déjà faites aux lacs de Joux et Brenet* utiles à connaître pour renseignements sur les caractères de la circulation souterraine, sur les procédés à employer dans ces recherches.

Description des deux lacs de Joux et Brenet ; cartes ; nombreux entonnoirs (ou fissures) sur leur bord occidental (Rocheray, Pré-Lyonnet, Rochefendue, Bon-Port, etc.);

Communication de ces entonnoirs avec la Source de l'Orbe située à env. 3 kil. au N. de l'entonnoir du Bon-Port et à 226 m. en contrebas, admise depuis longtemps (cf. expér. de De Saussure) ; expériences négatives de Reymond (1866), de Forel (1892); depuis, expériences positives de Piccard (1893), Forel et Golliez (1893-1894) avec la fluorescéine (voy. *Arch. des sc. phys.*, 1893, p. 77 ; *Journal suisse*, 25 janv., 8 fév. 1894) ; description de ces expériences, principalement des dernières.

Conséquences intéressantes qu'on en peut tirer :

1° Sources vauclusiennes ne cessent pas de couler quand on ferme un ou plusieurs des entonnoirs qui sont en relations avec elles ; donc origine *multiple* des eaux de ces sources ; fait déjà signalé par M. Jaccard !

2° La *crue* (qui succède à la levée des vannes aux entonnoirs) se fait sentir à la source, *avant la coloration* (par poussée, *vis a tergo*, de l'eau déjà contenue dans les canaux souterrains? (1).

3° *Lenteur de l'apparition* de la coloration (2).

Exp. de Piccard=50 heures, puis 12 h., de Bon-Port à la source=3 kil.

Exp. de Forel = 22 heures, de Bon-Port à la source = 3 kil.

Exp. de Forel = 12 jours, de Rocheray à la source de l'Orbe = 14 kil.

4° *Longue durée de la coloration* : Exp. de Piccard = 18 heures; exp. de Forel = 17 h. et 40 heures; — par diffusion dans grande quantité d'eau? dans vastes cavités souterraines? Confirmation des idées de M. Jaccard sur l'existence de cavités complétant le bassin hydrographique souterrain d'une source (3, 4).

5° Les opinions particulières de M. Jaccard sur les caractères du bassin hydrologique propre à chaque source ne paraissent pas applicables partout : ex. cas des relations des sources de Grand-Vaire, Corcelle, Arcier, etc. (4). »

Quelques jours après cette communication, M. Jeannot, directeur des eaux de la ville de Besançon, entreprenait avec le concours de MM. les Drs Thoinot et Gauderon de nouvelles expériences (5) avec la fluorescéine, dont nous venions de montrer l'heureux emploi dans les expériences de M. Forel.

Cette expérience eut lieu le 23 avril; la veille, M. le Dr Thoinot avait l'obligeance de m'écrire :

« Besançon, dimanche 22 avril 1894 — Mon cher confrère, — Vous avez » manifesté le désir de venir à Nancray-Arcier avec nous; le rendez-vous » est fixé à demain lundi, 5 h. du matin, place de l'Hôtel-de-Ville. Je serai » très heureux de vous avoir comme compagnon de route et de causer avec » vous de tout ce qui nous intéresse également l'un et l'autre..... »

Je me hâtais de profiter de cette aimable invitation et le lendemain, pendant que MM. Thoinot, Gauderon et Jeannot mettaient la fluorescéine dans l'entonnoir de Nancray, je me rendais aux sources d'Arcier, de Corcelle et du Grand Vaire, à leur rencontre; en les attendant, je faisais l'étude de ces sources (situation, flore, température, etc.) et surveillai l'apparition de la coloration : non pas que je m'attendisse à la constater ce jour-là; le retard observé dans les expériences de MM. Piccard et Forel, dont je venais de parler à la Société d'Emula-

(1), (2), (3) On a donné depuis une autre explication de la lenteur de la coloration de l'eau par la fluorescéine.

(4) Plusieurs des explications données dans ce sommaire et développées devant la *Société d'Emulation* en mars 1894, ne sont plus admises par nous maintenant; mais nous avons tenu à reproduire exactement les notes, et notre manière de voir de cette époque.

(5) M. Jeannot avait eu, dès 1886, l'heureuse idée de faire des expériences avec le sel de cuisine; nous en donnons plus loin les résultats, ainsi que ceux de son expérience avec la fluorescéine faite en 1893.

tion, me faisait prévoir, ici, un retard analogue; aussi, je calmai les inquiétudes de quelques-uns de nos compagnons d'observation, en leur rappelant cette particularité, et, las d'attendre, j'engageai M. Jeannot à continuer la surveillance pendant plusieurs jours, sans se décourager; ces prévisions se réalisèrent : la fluorescéine ne se manifesta à Besançon que dans la nuit du jeudi au vendredi suivant, soit 93 heures environ après la mise dans l'entonnoir de Nancray.

Quelques semaines plus tard (le 19 mai), je communiquai à la *Soc. d'Emul. du Doubs*, les résultats de cette expérience; j'en profitai pour donner la description géologique de la région, un aperçu des différents bassins fermés d'où proviennent les sources alimentant Besançon; en voici le sommaire, pour compléter le procès-verbal de la séance (1).

Communication du 19 mai 1894 à la Soc. d'Em. du Doubs.

« I. Présence de nombreux *bassins fermés* dans le Jura (cf. Parandier, Acad. Besançon, 1830; Soc. géol. France, 1883; Lamairesse, 1874; E. Bertrand, Soc. géol. France, 1884 ; A. Magnin, 1893, etc.).

II. Etude des *bassins fermés* alimentant les sources utilisées (ou non) par la ville de Besançon :

Bassin de la source de la Mouillère ;

Bassin de la source d'Arcier : limites du bassin de Saône-Nancray, superficie, sol (cultures, bois, etc.) ; ses compartiments ; ses entonnoirs ; sources (vauclusiennes et autres) qui en dépendent, s. d'Arcier, de Corcelle, du Grand-Vaire; rôle des failles. — Sources d'Aglans.

Source de Bregille.

III. Considérations générales sur les *sources vauclusiennes* : leurs dangers; ne sont pas de *vraies* sources, mais des orifices de sortie (résurgences) de rivières souterraines, ayant les inconvénients des eaux de rivières, sans en avoir les avantages (purification par lumière, etc.); communications faciles avec surface du sol ; danger de contamination (engrais, immondices, déjections, poussières, etc.), surtout si épidémies ; dangers spéciaux dus à communications avec entonnoirs nombreux, pouvant être *inconnus* ou *dissimulés* (fissures, etc.), à ramifications et anastomoses souterraines, etc.

(1) « M. Magnin, continuant ses observations sur les eaux du Jura, parle des communications souterraines qui existent entre les entonnoirs de Nancray et les sources échelonnées le long de la vallée du Doubs, dont la plus rapprochée de nous est celle d'Arcier. La dernière expérience très concluante, est du mois d'avril. C'est au bout de 92 heures que la coloration verte au moyen de la fluorescéine a prouvé la réalité, comme aussi la lenteur, de la communication. L'intérêt pratique de cette constatation est de mettre en garde contre la contamination de certaines sources par l'intermédiaire des eaux superficielles, que peuvent affecter, par exemple, les poussières atmosphériques. On pourra donc être amené à pourvoir les villes par le moyen d'une double canalisation pour les eaux à boire et pour les eaux devant servir à d'autres usages. » (*Mém. de la Soc. d'Emul. du Doubs*, 6e sér., t. IX, 1894, séance du 19 mai, p. xx).

IV. *Compte rendu des expériences faites pour établir communication entre entonnoirs de Nancray et source d'Arcier.*

Communication déjà soupçonnée depuis longtemps (cf. *Annuaire du Doubs*, 1827, p. 179 !), reprise par le Dr Gauderon en 1886 ;

Expériences de M. Jeannot du 27 septembre 1886 (avec du sel), des 18 nov. 1893 et 23 avril 1894 (avec fluorescéine) ; descriptions, résultats.

	EXPÉRIENCES DE :					
	1886 (sel)		1893 (fluoresc.)		1894 (fluoresc.)	
	DÉBIT	DÉBUT APPAR.	DÉBIT	DÉBUT APPAR.	DÉBIT	DÉBUT APPAR.
Entonnoir de Nancray :						
Débit par seconde. . .	15 litres	....	350 lit.	....	25 litres	....
Comt de l'expérience. .	....	8 h m.	....	6 h. m.	....	7.30-8.30 m (23 avril)
Quantité de sel ou de fluorescéine	(1000 kg.)	....	(700 gr.)	....	(4 kg.)	....
Source du Grand Vaire :						
Débit	»	....	12 lit.	....	8 litres	....
Apparit. de la réaction.	....	4 h. s.	....	8 h. 30 s.	....	»
Source de Corcelle :						
Débit	»	....	....	....	7 litres	....
Apparition.	....	4 h. 45 s.	....	....	....	»
Source d'Arcier :						
Débit.	»	....	....	....	310 lit.	....
Apparition	....	5 h. 30 s.	....	....	....	26-27 avril

Conclusions : 1° Communication certaine, bien démontrée ; 2° la lenteur de la coloration par la fluorescéine ne prouve pas qu'il y ait filtration ; l'absence d'une filtration suffisante est prouvée par l'expérience de 1886, par la rapidité avec laquelle l'eau d'Arcier se trouble après la pluie (observ. du Dr Piquard de Chalèze = 2 h. !) etc. ; 3° les eaux d'Arcier ne présentent donc pas toutes les qualités requises pour une eau potable ; 4° En présence de ces deux faits : nature suspecte des sources vauclusiennes, seules abondantes, en régions calcaires ; trop faible débit des sources véritables, parfaitement filtrées, la double canalisation s'impose dans les grandes agglomérations, etc. »

Les notes que je reproduis ici ont été communiquées, du reste, au Dr Prieur, au moment où il écrivait sa thèse remarquable sur le même sujet (voy. notamment, p. 3 et 21) (1).

L'année suivante, à l'occasion de la lecture du Rapport du Dr Thoinot, en séance du Conseil d'hygiène (26 mars 1895), je rappelais, une fois de plus, mes observations antérieures et les vœux que j'avais for-

(1) « Le Dr Magnin continue l'étude des principaux bassins fermés, des environs de Besançon notamment. Il en a entretenu la Société d'Emulation du Doubs dans plusieurs communications encore inédites qu'il a bien voulu nous laisser mettre à profit. » Prieur, 1895, p. 21, note 1.

mulés; j'avais demandé l'insertion d'une note sur ce sujet dans le procès-verbal de la séance; comme on ne l'a pas fait figurer dans le C. R. *imprimé*, la voici telle que je la retrouve dans mon dossier.

« A l'occasion du rapport de M. le Dr Thoinot sur les *Epidémies de fièvre typhoïde à Besançon* et de sa présentation au Conseil d'Hygiène, le Dr Ant. Magnin rappelle au Conseil les deux faits suivants qu'il demande de consigner au procès-verbal :

1° Lors de l'épidémie de 1886, au cours de la discussion qui eut lieu au Conseil, dans la séance du 21 mai, le Dr Magnin, s'appuyant surtout sur la nature vauclusienne de la source d'Arcier qui devait faire admettre des relations d'origine ou de communication avec les entonnoirs des bassins fermés du premier plateau, en arrière de la côte s'étendant de Fontain à Laissey, conseillait de *surveiller l'état sanitaire des communes comprises dans le périmètre d'alimentation de ces bassins*, notamment le développement des épidémies qui pourraient y survenir; la forme prudente de ces conclusions était commandée parce qu'à ce moment la communication des sources d'Arcier avec les entonnoirs de Nancray n'était pas démontrée d'une manière incontestable et que l'origine de l'épidémie par l'usage des eaux d'Arcier n'était pas admise par la plupart des membres du Conseil.

2° En 1894, à l'occasion de l'épidémie de fièvre typhoïde qui atteignait pour la deuxième fois la population alimentée par la source d'Arcier, dans une séance présidée par M. le Préfet du Doubs, le Dr Magnin revenait sur la structure des plateaux calcaires du Jura, l'origine des sources vauclusiennes, leur communication avec la surface du sol, notamment les entonnoirs, et proposait le vœu que l'administration préfectorale fit clore les principaux entonnoirs et défendit qu'on y jetât, comme on le fait encore actuellement, les immondices, les cadavres d'animaux morts d'accident ou d'épidémie, etc.; on supprimerait ainsi une des principales causes d'infection des sources vauclusiennes (1). »

Tout cela est du reste rappelé dans la thèse du Dr Prieur, 1895, p. 3, 11, 14, 21, 22, 55.

V. Dernières communications et conclusions : 1898-1901.

Nous terminerons ce long exposé, en résumant ou reproduisant quelques autres communications faites depuis 1898, sur le même sujet, à la *Société d'Emulation du Doubs*, en 1898 et 1899, — au *Conseil d'hygiène*, à la *Société d'Histoire naturelle du Doubs* et à la *Société de médecine de Besançon*, en 1900 et 1901.

SOCIÉTÉ D'EMULATION DU DOUBS : 9 juillet 1898; 13 mai 1899.

« M. Magnin entretient enfin la Société des recherches qu'il pour-

(1) Tous ces documents ont été communiqués à la séance du 6 février 1902 de la *Société d'Histoire naturelle du Doubs* et ses membres ont pu s'assurer de leur authenticité. (Voy. *Bull. mensuel*, n° 16, fév. 1902, p. 31).

suit, en commun avec M. le docteur Fancy, sur la végétation; avec le professeur Fournier, sur la spéléologie et l'hydrographie souterraine des environs de Besançon. Après avoir indiqué, quant à ces dernières, les résultats obtenus par l'exploration méthodique du plateau de Saône, de la côte de Mamirolle, du vallon de Valbois, des grottes de Chenecey, de Gonsans, de Saint-Vit, M. Magnin termine, en signalant, d'une manière générale, les remarquables découvertes que M. Fournier est en voie de faire dans les entonnoirs du premier plateau, aux environs de Saône et de Mamirolle. » (*Mém. de la Soc. d'Emul. du Doubs*, 7e sér., t. III, 1898, 9 juillet, p. XXVIII.)

En 1899, je communiquais à la *Soc. d'Emul. du Doubs* mes recherches sur les *Sources intermittentes* du Jura (séances des 11 févr. et 11 mars; *Mémoires*, 7e sér., t. IV. p. VII et XI). — A la séance du 13 mai, M. Fournier faisait, à son tour, une communication sur la *Spéléologie des environs de Besançon;* le résumé donné dans le procès-verbal de la séance se termine ainsi : « A la suite de la communication de M. Fournier, M le Dr Magnin rappelle qu'il a déjà entretenu la Société des relations qui existent entre les entonnoirs et les sources vauclusiennes du Doubs, et qu'il a signalé, à diverses reprises, au Conseil départemental d'hygiène, le danger qu'il y a à laisser jeter dans ces entonnoirs les animaux dont on veut se débarrasser et invité l'administration à prendre les mesures nécessaires contre la contamination des sources. » (*Mém. de la Soc. d'Emul. du Doubs*, 7e sér., t. IV, 1899, 13 mai, p. XVI.)

Société d'Histoire naturelle du Doubs : 1900-1901.

1° Rappel des vœux émis devant le Conseil départemental d'hygiène à l'occasion de la proposition de M. Fournier et du vœu de la Société d'Histoire naturelle, concernant la *Protection des sources*, etc. (Séances des 15 et 29 novembre 1900; *Bull mensuel*, n° 1, p. 3 et 6.)

2° Communications sur les bassins fermés (rappel), à la séance du 18 avril 1901, à la suite d'une note de M. Maréchal sur les *Bassins fermés compris entre les vallées du Doubs et de l'Ognon* (*Bull. mensuel*, n° 6, avril 1901, p. 43.)

Société de Médecine de Besançon : déc. 1901.

Note lue à la séance du 6 décembre 1901 de la *Société de médecine de Besançon.*

Considérations sur les eaux d'alimentation de Besançon.

« I. Des expériences récentes ont achevé de prouver la communication des diverses sources qui jaillissent au pied du Lomont, par exemple, celle d'Arcier, avec les ramifications du réseau hydrographique souterrain du premier plateau, notamment des parties de ce réseau en communication avec les compartiments du vaste bassin fermé de Nancray et de Saône.

Les caractères particuliers de ce réseau hydrographique souterrain, ont déjà été annoncés par nous, il y a plusieurs années, en séance du Conseil d'hygiène et à la Société d'Emulation du Doubs (1), de même que ses communications probables avec les sources. — Cette conception d'un système hydrographique souterrain, plus ou moins en *réseau* et étagé, et non pas du type penné (qui caractérise les systèmes hydrographiques superficiels), est très importante; elle explique, en effet, comment les régions hydrographiques souterraines peuvent communiquer entre elles, contrairement à ce qui se passe ordinairement pour les bassins superficiels (sauf dans les régions calcaires), et pourquoi il n'y a pas de concordance absolue entre la distribution souterraine et les bassins superficiels.

II. Conséquences pratiques :

A. Les nombreux entonnoirs plus ou moins apparents et les nombreuses fissures souvent imperceptibles par lesquelles s'écoulent les eaux superficielles, montrent qu'il est impossible d'empêcher d'une façon absolue que les sources ne soient alimentées et polluées par les eaux de la surface. Il faut donc renoncer aux différents projets consistant à détourner les ruisseaux aboutissant aux entonnoirs; mais on peut empêcher la contamination de ces eaux superficielles.

B. Pour y arriver, on devra :

1° Organiser la surveillance de l'état sanitaire des localités situées dans les bassins fermés, correspondant aux réseaux hydrographiques souterrains d'alimentation des sources ;

2° En cas d'épidémie, notamment de fièvre typhoïde, faire exécuter la désinfection aussi complète que possible des matières fécales, de la literie, du linge, avant leur lavage, etc.

L'établissement de fosses étanches, soit pour les cabinets d'aisances, soit pour les fumiers, etc., est insuffisante et même illusoire, car la vidange de ces fosses se fera ordinairement par épandage sur des terrains plus ou moins éloignés, mais dépendant de ces bassins fermés; (à moins de les transporter très loin, dans des terrains filtrants, ce qu'il sera difficile, sinon impossible à obtenir); or, le sol des bassins fermés du premier plateau n'est pas perméable comme les terrains d'alluvions, où l'on pratique l'épuration des eaux par filtration, la plaine de Gennevilliers, par exemple. Ces terrains des bassins fermés du premier plateau sont fréquemment, comme à Nancray et à Saône, des marnes oxfordiennes, qui se laissent difficilement ou pas du tout traverser par l'eau, ne sont donc pas filtrants, de sorte qu'à la suite de l'épandage, s'il survient peu de temps après une pluie abondante, les microbes et surtout leurs spores, très résistantes, peuvent être entraînés avec les eaux de ruissellement, jusqu'aux entonnoirs et aux fissures.

III. *Compléments*. — On devra compléter ces mesures :

(1) Voy. : Séance du Conseil d'hygiène du 21 mai 1886, p. 18; Séances de la *Soc. d'Emul. du Doubs* des 14 avril et 19 mai 1894, t. IX, p. XVIII-XX ; 1899, p. XVII ; — Thèse de Prieur, 1895, p. 3, 21, 11, 14, 22, 55.

A. Par une surveillance bactériologique continue des eaux d'alimentation, surtout au moment des pluies, en prenant garde que ces pluies peuvent quelquefois être limitées au premier plateau.

B. En donnant à ce moment, c'est-à-dire quand l'analyse aura indiqué la présence de microbes, l'eau d'Aglans comme eau potable à la population.

Dans cette prévision, il faut compléter sa canalisation dans les quartiers où l'eau d'Aglans n'est pas encore distribuée. (A cause de sa faible quantité, l'eau d'Aglans ne sera donnée que quelques heures par jour, et au moment de la pollution des eaux d'Arcier).

C. Ces considérations prouvent, ainsi que je l'ai indiqué plusieurs fois, la nécessité de plus en plus urgente, pour toutes les grandes villes, en raison de la difficulté de se procurer des eaux de boisson pures en quantité suffisante, d'établir une double canalisation :

1° Grande canalisation pour les eaux ordinaires, abondantes, destinées à tous les usages, sauf l'emploi en boisson ;

2° Canalisation spéciale d'eau potable pouvant suffire malgré sa faible quantité : cette double canalisation déjà réalisée en partie, à Besançon, peut être complétée par l'adjonction d'autres sources du territoire bisontin ; elle mettra ainsi notre ville dans des conditions hygiéniques excellentes, meilleures que celles de la plupart des villes de France. »

CONCLUSIONS

Des faits rappelés dans ce mémoire on peut tirer des conclusions de deux ordres différents :

I. **Recherches personnelles.** 1° Les relations des sources vauclusiennes avec les bassins fermés, notamment les rapports des sources d'Arcier avec les entonnoirs du plateau de Nancray ; les autres particularités de l'hydrographie souterraine du massif jurassien et spécialement des environs de Besançon, notamment les anastomoses qui peuvent relier les canaux des divers bassins hydrographiques souterrains entre eux ; le rôle des eaux d'alimentation dans la production de la fièvre typhoïde, et comme conséquences : la protection des sources, la prohibition du jet d'animaux dans les entonnoirs, la surveillance médicale des bassins d'alimentation des sources (désinfection en cas d'épidémie, etc.) ; — 2° l'impossibilité de protéger complètement les sources vauclusiennes contre toutes les causes de souillure (1) et, comme conséquence, la nécessité de ne les employer, au moins en temps d'épidémies et de pollution, que pour les usages externes (gros nettoyage, lavage des rues, des égouts, etc.), réservant, par une canalisation spéciale, l'eau des sources mieux filtrées, mais à faible débit, pour l'usage en boissons, etc. Toutes ces conclusions, nous les avons discutées,

(1) Cf. opinion semblable exprimée par M. Duclaux, président de la *Commission de Montsouris* (citée par M. le Dr Baudin).

admises ou démontrées, les unes dès 1886, les autres postérieurement, mais la plupart depuis plusieurs années.

Aussi est-ce avec une vive satisfaction que nous venons de les voir reprises et confirmées par les belles recherches de mon collègue et ami Fournier et par les dernières expériences si concluantes et si suggestives de MM. Fournier et Jeannot (Voy. *Comptes rendus de l'Acad. des sciences*, déc. 1901; 13 janv. 1902). Ajoutons que la plupart de ces idées et de ces conclusions (notamment celle du n° 1) sont enfin adoptées par la grande majorité sinon l'universalité des médecins, comme le prouvent les discussions qui viennent d'avoir lieu à la *Société de médecine de Besançon* et le remarquable rapport que M. le Dr Baudin, directeur du Bureau d'hygiène, vient de publier sous le titre de : *L'Epidémie typhoïde à Besançon*, dans *Revue médicale de Franche-Comté*, n° 1, 10 janv. 1902, p. 4-10; n° 2, 10 fév. 1902, p. 25-27; n° 3, 10 mars 1902 p. 49-57 (1).

II. Les eaux superficielles, l'hydrographie souterraine et la fièvre typhoïde. D'autres considérations, d'un intérêt plus général, ressortent aussi de cette modeste étude historique : on y trouve relatées un certain nombre d'épidémies de typhoïde causées par des eaux de boisson contaminées, mais de nature et d'origine très diverses; il nous semble donc intéressant de rechercher quels obstacles ou quelles facilités la constitution du sol, du sous-sol ou des couches plus profondes, peut apporter à la pollution des eaux de sources ou de rivières, comment, en d'autres termes, le rôle de l'eau dans la propagation de la fièvre typhoïde peut varier suivant les régions, suivant les modes de circulation de l'eau à la surface ou dans la profondeur du sol.

On doit évidemment distinguer, à ce sujet, les eaux superficielles

(1) Les deux derniers numéros ont paru pendant la rédaction et l'impression de ce mémoire. Un point cependant a soulevé quelques objections : on a critiqué nos dernières conclusions en disant que la double canalisation est irréalisable à cause du faible débit de la source d'Aglans, des dépenses énormes et des inconvénients secondaires inhérents à ce système (cf. Dr Baudin, l. c. p. 54). Réponse : 1° nous avons proposé la double canalisation d'une façon générale, pour toutes les grandes villes qu'il est impossible aujourd'hui d'alimenter entièrement en eau complètement à l'abri de contamination; 2° pour le cas particulier de Besançon, cette double canalisation est déjà faite en partie; son achèvement, son extension aux quartiers qui en sont dépourvus, ne serait pas d'un prix hors de proportion avec l'importance du résultat à obtenir; il n'est du reste pas nécessaire de conduire l'eau à toutes les maisons, mais à quelques coins de rue où la population, prévenue, saura bien la trouver; 3° reste la question de quantité : d'abord la distribution d'eau de petite canalisation doit être intermittente et subordonnée à l'état de l'eau d'Arcier; d'autre part, nous pensons qu'il est possible d'augmenter le volume des eaux de boisson (petite canalisation) soit en augmentant le débit des sources même d'Aglans, par un meilleur captage (opinion des géologues), soit en y ajoutant le produit d'autres petites sources qu'on peut recueillir sur le territoire de Besançon ou dans les communes voisines, etc. (*Note ajoutée pendant l'impression*).

des eaux souterraines, et dans ces deux catégories, les eaux fluantes et les eaux stagnantes.

1° *Eaux superficielles* (rivières, ruisseaux, lacs, étangs, mares). En général, les eaux qui circulent à découvert, sous un volume assez considérable, ou bien sont limpides (1) ou bien s'épurent rapidement sous l'action de la lumière et de l'oxygène : les propriétés microbicides des radiations lumineuses sont bien prouvées par les expériences des bactériologues, notamment celles de mon confrère et ami, M. Arloing (2); on sait aussi que les eaux des rivières, même fortement souillées par leur passage dans une ville populeuse et industrielle, recouvrent, après quelques kilomètres, leur pureté première (3); il en est de même des *lacs*, des lacs véritables, c'est-à-dire suffisamment étendus et profonds, dont l'eau est aussi considérée comme étant d'une grande pureté (cf. recherches faites sur les eaux des lacs Léman et d'Annecy, à propos des projets d'utilisation de leurs eaux pour l'alimentation de diverses villes) (4).

Il y a cependant des épidémies de rivières de ruisseaux, caractérisées par la forme *linéaire* (5) de leur marche, les cas se succédant le long du cours d'eau qui a transporté le bacille typhique ; mais, bien qu'on admette aujourd'hui que le bacille typhique puisse vivre et se multiplier dans l'eau pure, ce développement sera de beaucoup facilité, s'il se trouve sur les bords du cours d'eau, des flaques, des mares ou des alluvions perméables (où l'eau puisse stagner), en communication directe avec la rivière ou pouvant communiquer avec elle au moment des crues (cf. cas de Lyon, de Champeix, de Thoiry,

(1) Le Rhône, en amont de Lyon, contient, en régime normal, 75 à 100 microbes par cent. cube (Chauveau, Arloing, Morat, G. Roux) ; mais à la suite de crues, le nombre des bactéries peut atteindre un chiffre considérable.

(2) L'action bactéricide de la lumière va jusqu'à deux à cinq mètres de profondeur (voy. Buchner, *Lafar Technische Mycologie*, p. 74); mais l'épuration se poursuit dans les couches sous-jacentes par la circulation qui se fait des couches profondes aux couches superficielles et par d'autres modifications d'ordre physique ou chimique, notamment une sorte de colmatage qui précipite les bactéries et les immobilise au fond des lacs ou des rivières.

(3) Souillé pendant la traversée de Lyon, le Rhône reprend sa pureté primitive à 2 kil. en aval (G. Roux). Voy. aussi sur l'*Assainissement spontané des fleuves,* le travail de Cazeneuve dans le n° 3 de la *Revue d'Hygiène*, 20 mars 1890, p. 210 et suiv.

(4) Les recherches de Fol, Dunand, Cramer, Forel, G. Roux ont établi cette pureté des eaux des lacs de Genève, Zurich, Annecy, etc. ; elles ont prouvé que ces eaux ne contiennent, en moyenne, que 36 à 39 colonies par cent. cube, à la surface ; ce chiffre augmente avec la profondeur : dans le lac d'Annecy, par ex., où G. Roux a constaté 39 colonies (dont aucune liquéfiante) à la surface, il y en a 51 (dont 5 liquéfiantes) à 15 m. de profondeur (Rapport de 1892, p. 47) ; on n'y trouve que 4 à 5 espèces *différentes ;* ces proportions sont considérées comme caractérisant une eau très pure (Migula, Miquel, G. Roux).

(5) Par opposition à la forme *rayonnante* que prennent les épidémies dont l'origine est l'usage de l'eau de puits ou de source contaminés.

cités plus haut, p. 5, 9) (1); nous retrouverons plus loin un mécanisme analogue dans les conditions de pollution des eaux souterraines.

Les eaux stagnantes de petite étendue, étangs, mares, peuvent évidemment être facilement contaminées.

2° *Eaux souterraines.* On distinguera les nappes souterraines existant dans les régions d'alluvions (terrains de transport), les sources formées dans les régions à roches perméables *en petit* et celles apparaissant dans les régions à roches imperméables, mais fissurées (perméables *en grand*).

A. *Eaux phréatiques.* Les régions constituées par des roches *perméables en petit* (Thurmann), — graviers, sables, grès, — les plaines alluviales, ont ordinairement dans leur sous-sol, à une profondeur variable, une nappe souterraine qu'on peut utiliser au moyen de *puits;* d'où le nom d'eaux phréatiques (2) qui leur a été donné.

Lorsque la nappe se trouve à une profondeur suffisante (20 à 25 mètres, suivant la région et la nature des alluvions), la température de l'eau varie peu et se maintient au voisinage de la température moyenne du lieu (3); les eaux de la surface du sol n'y arrivent qu'après avoir subi la *filtration fine* à travers les assises d'éléments divers, sables qui alternent ordinairement avec des matériaux plus volumineux (graviers); aussi la contamination de la nappe ne peut-elle se faire que directement, par l'intermédiaire d'un puits, par exemple (cf. cas de Beynost, p. 13) (4); mais plusieurs questions se présentent à l'esprit : la pollution de l'eau reste-t-elle localisée au point contaminé? peut-elle rayonner, se diffuser, être entraînée par les courants existants dans la nappe, à une certaine distance? à quelle distance? peut-elle persister longtemps après la contamination initiale? La réponse à ces questions doit varier avec la nature fine ou

(1) G. Roux a bien montré l'influence des *lônes à eau dormante* sur la contamination des eaux d'alimentation de Lyon (*op. cit.* 1899, p. 44, 45).

(2) De φρεαρ, puits.

(3) Il en est ainsi de la nappe souterraine de Beynost; sa température prise, dans un puits de 20 mètres de profondeur, à différents moments de l'année, pendant huit ans (de 1894-1901), a donné une moyenne de 12°1, avec amplitude des variations ne dépassant pas 0°9. J'ai étudié aussi d'autres nappes souterraines, par exemple celle qui règne sous la plaine d'Arc-et-Senans; j'en parlerai dans un mémoire spécial sur les sources.

(4) Cependant M Brouardel admet que les microorganismes ont pu parcourir un trajet de 20 et même 40 mètres, à travers des couches de sable, pour aller souiller l'eau d'un puits (Pierrefonds, 1886); d'ordinaire, on ne trouve pas le Bacille typhique à plus de 1 m. 50 ou 2 m. de profondeur dans le sol; d'autre part, les puits de la galerie de captage et de filtration de la Compagnie des Eaux de Lyon sont forés dans le gravier des alluvions du Rhône, à 10 mètres de la berge; cette épaisseur de 10 mètres suffit pour donner une eau, en général, excellente, ne renfermant, en temps ordinaire, que 30 à 80 bactéries par centicube; mais cette plus ou moins grande perméabilité aux microorganismes est surbordonnée à la nature du sol, à l'espèce de la bactérie, à l'importance et à la durée des infiltrations superficielles ou latérales.

grossière des alluvions, l'horizontalité ou la pente de la nappe, les conditions biologiques dans lesquelles se trouve placé le Bacille typhique, etc. ; dans les cas que nous avons observés (Thoiry, Beynost), il ne nous a pas paru que la contamination se soit étendue loin et ait persisté longtemps ; pour Beynost, l'usage de l'eau d'un puits situé en aval du puits contaminé, sur la même nappe, à environ 300 mètres de distance, n'a jamais causé d'accidents et l'utilisation de l'eau du puits contaminé n'a pas provoqué de cas nouveau depuis ceux survenus en juin 1894 ; il en a été de même pour Thoiry (voy. plus haut, p. 9) où la nappe souterraine d'alimentation des nombreux puits particuliers de cette commune n'a pas été atteinte par la souillure des eaux du puits du foyer primitif, bien qu'il soit situé dans la partie la plus élevée du village

Lorsque la nappe souterraine est en relation avec un cours d'eau, comme c'est le cas pour les alluvions des bords des fleuves, les oscillations de cette nappe, sous l'influence des crues et des sécheresses, lavent le sous-sol et si celui-ci renferme des matières putrides, des germes, comme cela arrive dans les villes, les puits peuvent être ainsi contaminés facilement (cas de Weimar, Lyon, etc.).

Les oscillations successives, en séries rapprochées, mettant à plusieurs reprises, des couches du sous-sol contaminé, en contact avec la nappe souterraine, l'enrichissent chaque fois en germes et la transforment en une sorte de bouillon de culture où pullulent les organismes pathogènes (cf. Roux, *op. cit.* p. 31).

Cette contamination peut s'étendre, dans certains cas, à une assez grande distance : G. Roux a observé, en effet, que les puits pouvaient être infectés par la nappe souterraine jusqu'à 150 et même 200 mètres.

Il faut, croyons-nous, distinguer, à ce sujet, la *diffusion latérale*, dans le sens horizontal, qui peut permettre une circulation plus facile, sans filtration, dans les interstices des assises de sables ou de graviers, — et la diffusion en profondeur, suivant la *verticale*, qui peut se faire plus souvent avec une filtration plus ou moins complète, grâce à la diversité des couches traversées.

B *Eaux pidaciques* (πιδαξ, source jaillissante).

a. Sources des terrains perméables : les sources des régions d'alluvions, des terrains de transport, des sables tertiaires, etc., de même que celles formées à l'émergence des nappes souterraines dans les vallées transversales, si elles sont filtrées à travers d'épaisses couches de sables, de graviers, ont ordinairement un débit faible, une température constante et sont originairement à l'abri de toute contamination (1).

(1) Les sources de la partie moyenne de la falaise méridionale de la Dombes dont nous avons parlé plus haut (page 13), appartiennent à cette catégorie ; pen-

b. Sources des régions siliceuses : la désagrégation de beaucoup de roches siliceuses, particulièrement des granites anciens, des grès (roches eugéogènes, psammogènes THURMANN) , etc., donne des sols meubles, perméables (sable, gore, etc.) à filtration fine, et les sources qui en sortent, ordinairement peu profondes et d'un faible volume, peuvent être cependant assez bien filtrées et soustraites à la contamination [1].

Toutes les roches des contrées granitiques ne se comportent cependant pas ainsi : plusieurs, comme certains granites, des gneiss, les basaltes, se fissurent, deviennent perméables en grand et peuvent ainsi faire communiquer les niveaux aquifères avec le sol superficiel, rendant possible la contamination des sources qui en sortent (cf. fait d'Ardes, cité plus haut, p. 9).

c. Sources des régions calcaires. Dans les régions calcaires, on peut observer des roches finement poreuses et filtrantes (craie blanche, craie marneuse, sables crétaciques, certains éboulis, etc.), mais les grandes masses rocheuses, dysgéogènes (Thurmann), imperméables *en petit*, deviennent perméables *en grand*, par les fissures, les diaclases qui les traversent ; il est inutile de revenir ici sur cette structure bien connue, sur ses conséquences, sur les caractères des sources vauclusiennes, etc. (pour leur température, voy. notre communication dans *Soc. Emul. du Doubs*, 19 juin 1897, proc.-verb., p. XXIII) ; je me bornerai à appeler l'attention sur un mécanisme particulier de la pollution des sources vauclusiennes qui peut expliquer l'apparition de fièvre typhoïde, dans le rayon d'usage de la source, lorsqu'elle a disparu dans le périmètre de son bassin d'alimentation : c'est l'existence, dans les canaux souterrains, de cavités où le bacille peut se conserver, se cultiver pendant la période des basses eaux et être repris par la crue succédant à une pluie abondante ; ce rôle des petites cuvettes de cultures avait déjà été indiqué par M Prieur dans sa thèse de 1895 (p. 23) ; nous l'avons signalé, à la suite de M. G. Roux, pour la conservation du bacille, dans le cas d'épidémie de rivières ; il vient enfin d'être repris et étudié par MM. Maréchal et Fournier, à l'occasion des observations faites dans l'entonnoir du lac de l'Abbaye, lors de l'exploration que nous avons exécutée, le 24 juillet 1901, avec eux et MM. Martel, Janet et Braud, et à propos des variations observées dans les analyses bactériologiques des eaux d'Arcier [2].

dant la période 1894-1901, leur température n'a varié que de 0°6 ; leur température moyenne, 11°7, doit être celle de la contrée.

(1) Pour les caractères de ces sources, voy. notre *Végétation du Lyonnais*, 1885, p. 442-444.

(2) MARÉCHAL, Etude bactériologique des sources d'Arcier (*Bull. de la Soc. d'Hist. nat. du Doubs*, 1901, p. 98; 1902, p. 25; *Mémoires*, n° 2, p. 1); — FOUR-

Nous nous bornerons à cet exposé sommaire, nous proposant de revenir sur cette question dans une autre communication.

Parmi les autres faits intéressants sur lesquels il conviendrait d'insister mais que je me bornerai à indiquer seulement aujourd'hui, je signalerai les conclusions suivantes qui résultent des recherches les plus récentes :

1° L'eau sortant pure de la source peut être contaminée dans les conduites par les communications anormales qui s'établissent avec le sol voisin ; la pénétration des germes du sous-sol se fait, par les fissures des tuyaux ; elle est aidée par les variations de pression, les arrêts des courants liquides. les pressions négatives qui peuvent survenir ; cette *pollution automatique* serait, d'après les hygiénistes anglais les plus compétents G. V. Poore et Corfield, la *cause principale d'épidémicité* de la fièvre typhoïde dans les villes. Cette contamination est aidée encore par la situation côte à côte des conduites d'eau et des tuyaux de descente des ordures ; d'après Corfield, l'eau pourrait même être contaminée par l'*air* des égoûts !

2° Le nombre des bactéries augmente toujours dans une canalisation au fur et à mesure de l'éloignement du point initial.

3° On trouve très rarement le bacille typhique (B. d'Eberth) dans les eaux soupçonnées ; mais très fréquemment et abondamment dans les eaux polluées, le colibacille d'Escherich (*Bac. coli communis*) : ce dernier « se rencontre aisément dans toutes les eaux de source, qui paraissent des plus pures, et très souvent pendant les sécheresses, au moment où les eaux de surface ne peuvent être accusées de contaminer les sources » (Miquel, *Ann. de Montsouris*) ; le colibacille passe à travers les mailles des filtres naturels *beaucoup plus facilement* que les autres microorganismes ; il prend fréquemment des caractères intermédiaires = *Colibacilles éberthiformes* (G. Roux).

4° La propagation par l'eau n'est pas le seul mode étiologique applicable à l'étiologie de la fièvre typhoïde ; il faut revenir à la possibilité d'autres agents *vecteurs* ou propagateurs : contagion directe ou indirecte de l'homme à l'homme, défectuosité des cabinets et fosses d'aisance, éviers, caves, etc. Récemment Howard, directeur du service de l'Entomologie agricole à Washington, a même indiqué la possibilité de la transmission du bacille d'Eberth par les *mouches :* ces insectes se poseraient sur les déjections des typhiques, de là sur les

nier, Sur la structure des réseaux hydrographiques souterrains dans les régions calcaires (*C. R. Académie des sciences*, 13 janv. 1902).

mets ; et le bacille aurait été observé parfaitement vivant dans leur tube digestif (*Popular scientific Monthly*, 1901).

5° Enfin il ne faut pas oublier le rôle du *méphitisme tellurique* prédisposant au moins l'organisme à l'évolution du bacille typhique, le mettant en état de *réceptivité* (cf Arnould, Kelsch, etc.); je traiterai plus tard cette question de la *réceptivité* dans le règne *animal* et dans le règne *végétal*, où j'en ai constaté des exemples très remarquables

En résumé s'il n'y a pas de sols véritablement filtrants, c'est-à-dire susceptibles d'arrêter complètement tous les germes ; si toutes les sources, dans certaines conditions, peuvent être plus ou moins facilement contaminées, et si les eaux les plus pures peuvent être polluées accidentellement avant leur arrivée à leur point d'utilisation, les meilleures mesures à prendre consisteront :

1° A protéger le bassin d'alimentation des sources, par la surveillance des épidémies, les désinfections, etc ;

2° A arrêter ou détruire les germes que l'eau peut transporter (filtration fine, ébullition, etc.);

3° A se mettre ou se maintenir en état de *non-réceptivité*.

On voit par ces considérations, combien les rapports des conditions étiologiques de la fièvre typhoïde avec les variations du milieu *géique* sont complexes, qu'il s'agisse du rôle de l'eau comme agent vecteur du bacille typhique, du rôle du sol dans les modifications qu'il apporte aux qualités de cette eau, par la filtration ou la conservation des germes, ou bien qu'il s'agisse de l'établissement de conditions accessoires aidant à la propagation ou au développement des épidémies.

Les difficultés rencontrées dans l'établissement de ces rapports démontrent l'utilité des explorations minutieuses ayant pour objet la connaissance du sol du sous sol, de la flore, de la faune du Jura, poursuivies par plusieurs de nos confrères de la *Société d'Histoire naturelle du Doubs ;* c'est aussi la justification de cette étude et de sa publication dans un Recueil consacré à l'Histoire naturelle de notre région.

(*Société d'Histoire naturelle du Doubs*, séance du 6 février 1902).

BESANÇON. — TYP. ET LITH. DODIVERS.

www.ingramcontent.com/pod-product-compliance
Lightning Source LLC
LaVergne TN
LVHW050506160826
845677LV00003B/968

* 9 7 8 2 3 2 9 6 5 4 6 3 8 *